PLUS DE TABAC!!!

Les formalités voulues par la loi ont été remplies.

Cet ouvrage ayant trait à deux choses bien importantes, la *santé publique* et nos *droits constitutionnels*, je crois devoir en signer chaque exemplaire. Je suis prêt à répondre de tout ce que j'avance. Pour ce qui a rapport à la santé, j'ai en ma faveur l'opinion de la médecine; pour ce qui concerne nos droits, j'ai l'appui de la Charte, dont l'exécution réclame la prompte abolition de la Régie des tabacs.

PLUS DE TABAC!!!

AVERTISSEMENT AUX FRANÇAIS,

ET A TOUS LES PEUPLES DE L'EUROPE,

SUR

L'USAGE DANGEREUX

DE CETTE PLANTE VÉNÉNEUSE,

OU

OPINIONS DE CÉLÈBRES MÉDECINS

SUR SES PROPRIÉTÉS PERNICIEUSES, QU'ILS REGARDENT COMME
LA CAUSE D'UN GRAND NOMBRE DE MALADIES GRAVES,
TELLES QUE CÉPHALALGIES, CANCERS,
CONSOMPTION, POLYPES, ETC.

ANALYSE, faite par un de nos plus grands chimistes, constatant qu'une seule goutte d'huile distillée des feuilles de tabac, et mise sur la langue d'un chien, lui cause une mort prompte.

INDICATION des végétaux qu'on peut substituer au tabac, et avec lesquels chacun peut composer chez soi, une poudre, qui, pour ses vertus, peut être appelée *anti tabac*, présentant tout ce que le règne végétal offre de plus favorable au cerveau, à l'estomac, et ayant la couleur du tabac de la Havane.

CONSIDÉRATIONS sur la nécessité d'abolir la Régie, et sur la baisse que l'extirpation du tabac produira sur le prix du pain, etc.

PAR P. CLAMENT-ZUNTZ;

HOMME DE LETTRES, GARDE NATIONAL DE LA TROISIÈME LÉGION.

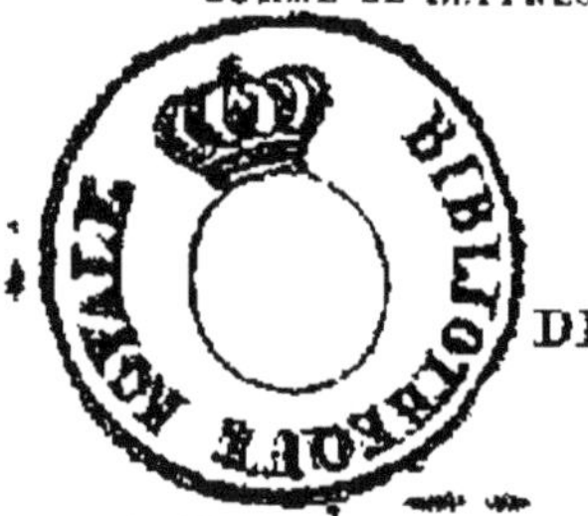

Tout ce qui nuit doit être proscrit ;
cela fût-il ancien comme le monde.

DEUXIÈME ÉDITION.

A PARIS,

CHEZ L'AUTEUR, RUE DE LA JUSSIENNE, N° 9,
ET CHEZ TOUS LES LIBRAIRES DE FRANCE
ET DE L'ÉTRANGER.
1831.

FRANÇAIS!

Tout change! La raison prend partout un ascendant salutaire; la marche de l'esprit humain, assurée et progressive, ressemble au cours majestueux du soleil , dont la lumière dissipe les ténèbres et les brouillards! Mais si la répression des abus est indispensable et urgente, c'est surtout dans les choses d'un usage habituel , et qui ont sur la santé une influence marquée.

Français ! peuple éclairé! peuple grand! toi dont la volonté suffit pour opérer les plus belles améliorations, les plus heureux changemens! Toi, le modèle des peuples, qui sais t'élever au-dessus des préjugés, et qui n'écoute que la raison, l'expérience et l'humanité! un nouveau genre de gloire se présente, et d'autant plus agréable que les palmes de la victoire ne te coûteront ni larmes, ni sang! prononce aujourd'hui cet arrêt honorable : PLUS DE TABAC! et la France, l'Europe entière, verra disparaître ce besoin factice, cette cause évidente de misère et de maladies.

Des écrivains profonds, des hommes judicieux, qui se sont consacrés à l'étude de la nature; qui observent, avec autant de pénétration que d'exactitude, les effets des diverses substances sur le corps humain, ont dit que l'usage du tabac est dangereux à cause de sa trop grande activité, et de son action en quelque sorte corrosive ; ils l'ont étudié attentivement, et ont reconnu que c'était un des poisons les plus violens !

Cet avertissement mérite toute ta sollicitude; il vient de ceux qui, par goût et par état, se sont voués aux soulagemens des maux de notre frêle nature! Leurs opinions, appuyées de faits incontestables, sont consignées dans leurs précieux écrits.

Ces faits recueillis par l'observation ; ces opinions émises par ces hommes prudens, éclairés, impartiaux, amis de leurs semblables, doivent opérer une conviction générale.

De grossières erreurs, des usages dangereux, accrédités par la mode, ou par l'intérêt, ne peuvent se maintenir long-temps chez un peuple qui occupe le premier rang parmi les nations civilisées.

Il est prouvé aujourd'hui que la vogue du tabac en Europe n'est que le résultat d'un sentiment de curiosité qui s'attache naturellement à tout ce qui vient de loin.

La nature a répandu sur la terre, avec profusion, des fleurs qui contiennent les parfums les plus balsamiques et les plus suaves ; elle a pris soin en même temps de les enrichir de propriétés salutaires et de couleurs séduisantes. Méconnaissant ses bienfaits, nous avons, avec un inconcevable caprice et une aveugle ingratitude, adopté une herbe dont le goût désagréable est encore ce qu'il y a de moins dégoûtant dans ce terrible végétal.

Le lecteur nous saura gré de lui mettre sous les yeux les réflexions pleines d'esprit et de justesse, que font à cet égard les savans rédacteurs du *Dictionnaire des sciences médicales*. Voici comment ils s'expriment dans ce grand et estimable ouvrage, tome 54, page 188.

« Rien ne prouve davantage la bizarrerie des choses humaines, que l'histoire du tabac. Une herbe ignorée du monde entier, si ce n'est de quelques sauvages de l'Amérique, est apportée en Europe, et aussitôt elle change la face des mœurs, des habitudes de cette partie du globe, elle crée un besoin de première nécessité pour un grand nombre de ses habitans. Les gouvernemens habiles à profiter de ce qui peut augmenter leurs ressources, assoient sur ce fragile végétal leurs plus fermes revenus, et l'univers se trouve pour ainsi dire tributaire d'une herbe *âcre, puante et sale !* »

Les mêmes écrivains disent plus loin, dans ce même ouvrage :

« Le tabac en poudre n'est pas le résultat de la seule pulvérisation des feuilles. A cette poudre on ajoute ordinairement du sel, de la chaux et des liquides propres à y opérer une sorte de fermentation, à lui donner du montant, du bouquet, de la couleur, etc. C'est ce qu'on appelle la *sauce.* »

" La sauce! quelle sauce grand Dieu !...... Crédules priseurs, aurez-vous encore d'après cela le courage d'ouvrir votre tabatière? Vous n'avez plus l'illusion qui était la base de vos jouissances (1).

« M. Vauquelin a cherché à s'assurer par l'analyse de la différence qui existe entre

(1) Ce serait encore pis si vous lisiez *Simon Paulli*, médecin du roi de Danemarck, qui assure que des marchands mettent le tabac dans des retraits, ou lieux-d'aisance, afin qu'étant chargé du sel volatil des excrémens, il en devienne plus âcre, plus puant et plus fort.

Nous ne pensons pas que cet abominable usage soit très pratiqué en France. Cependant j'ai rencontré, à mon grand étonnement, des amateurs qui m'ont avoué le pratiquer pour eux-mêmes!...

Il vient de parvenir à ma connaissance, un fait, dont il n'est pas permis de douter, puisque l'action intentée a ce sujet fut jugée par les tribunaux.Ce fait surpasse en saleté et en friponnerie, tout ce que l'on pourrait raconter. M. L...., de la commune de Brette, département de la Sarthe, a été condamné, il n'y a pas long-temps, pour avoir mêlé au tabac de la Régie, dont il était breveté, des excrémens qu'il pulvérisait, après les avoir fait secher. On en trouva une grande quantité dans son grenier.

Ce n'était pas assez du sel, de la chaux, et d'autres ingrédiens, mis dans le tabac, par l'honorable Régie, il fallait encore qu'un de ses privilégiés y mette de la poudrette!!!...

les feuilles de tabac et la poudre, telle que les marchands la débitent. Il a retrouvé, dans cette dernière, les mêmes substances que dans la plante verte, de plus, du carbonate ammoniaque et de l'hydrochlorate de chaux, provenant sans doute de la décomposition mutuelle de l hydrochlorate d'ammoniaque et de la chaux qu'on y ajoute.» (*Annales du muséum;* tom. 14, page 21).

Il était autrefois défendu de semer du tabac en France; mais, bien que cela soit maintenant permis, et que sa culture y soit généralisée. il n'en est pas moins vrai que nous sommes, pour cet article, tributaires des autres peuples. Le tabac vendu par la régie n'est pas à beaucoup près du tabac français; il n'y entre que pour une certaine quantité, et le reste est exotique.

C'est un singulier spectacle, sur un sol fertile et au milieu d'un peuple industrieux, de voir le fisc fabriquer et vendre une chose qui ne contribue à la prospérité de personne, si ce n'est de l'étranger à qui on l'achète ! ! !

Le *tabac* donne lieu encore à de bien plus tristes réflexions, quand on pense que cette branche d'industrie a été arrachée au peuple français, et mise en régie au mépris de ses droits, et des intérêts de son agriculture. Ce système audacieux fut créé sous un gouvernement despotique, injuste, arbitraire, et sera infailliblement détruit par un gouvernement libéral, et sous le règne d'un roi citoyen ! Mais chaque jour qui s'écoule sans obtenir justice à cet égard, est une atteinte portée à la loi fondamentale, à cette Charte que nous avons, en juillet, défendue au prix de notre sang !

Mais, dira t-on, puisque le tabac est un poison, pourquoi voulez-vous rendre cette industrie au peuple ? Je répondrai que c'est une raison de plus pour que le gouvernement supprime la régie, et que le fisc renonce à une source de revenu doublement impure.

Quand on aura obtenu satisfaction sur ce point, ce sera au bon sens national et à la raison publique à faire justice du tabac.

Mais tu n'attendras pas ce moment, brave peuple, laisse à la régie son tabac et son privilége; tâche de renoncer à ce besoin factice ! Vertueux ouvriers, ne sacrifiez pas

Périgord. Leur prix n'est autre chose que le temps et la peine de les ramasser. Aussi sont-elles à très bon marché dans le commerce.

Quant aux simples qui complètent *l'anti-tabac,* on peut affirmer qu'on n'en donnera pas un coup de bêche de plus dans nos jardins. D'ailleurs, presque tous ces simples croissent sans culture sur les belles montagnes du midi de la France.

Le gouvernement saura et pourra prendre facilement sur d'autres objets, sur des objets de luxe, par exemple, les sommes qu'il perçoit du tabac.

Pour vous engager à renoncer à cette dangereuse plante, nous pourrions vous énumérer mille et mille preuves de ses fatales propriétés, des malheurs et des maladies qu'elle a occasionés; mais nous ne citerons que les suivantes :

« Les ouvriers occupés au tabac, dit *Ramazzini,* y gagnent des douleurs de tête violentes, des vertiges, des nausées et des éternumens continuels. Il s'élève en effet, dans cette opération, une si grande quantité de parties subtiles, surtout en été, que les voisins en sont incommodés, et se plaignent d'envies de vomir. Les chevaux occupés à tourner la meule (qui râpe le tabac), témoignent l'âcreté nuisible de cette poussière qui voltige, en agitant fréquemment la tête, en toussant, en soufflant par les nasaux. Les ouvriers en tabac, ajoute-t-il plus loin, sont en général sans appétit. » (Ramazzini, *maladies des artisans*, traduction de Fourcroy, p. 189.)

« Tout le monde sait que le tabac affaiblit l'odorat par suite de ses irritations répétées sur la membrane olfactive; qu'il nuit à l'intégrité du goût, parce qu'il en passe toujours un peu dans la bouche et jusque sur la langue. Ce que l'on n'ignore pas non plus, c'est qu'il dérange la mémoire, la rend moins nette, moins entière; il produit de plus des vertiges, des céphalées et même l'apoplexie. Joseph Lauzoni (Journal d'Allemagne) rapporte avoir connu un soldat qui avait contracté une telle habitude de prendre du tabac, qu'il en consommait jusqu'à trois onces par jour : à l'âge de trente-deux ans il commença à être attaqué de vertiges qui furent bientôt suivis d'une apoplexie foudroyante qui l'em porta. Le même rapporte encore l'histoire d'une personne que l'usage immodéré du tabac d'Espagne rendit aveugle et ensuite paralytique. *Fourcroy* a vu de grands accidens causés par l'emploi de la décoction de tabac dans le traitement de la gale. M. *Fouquier* cite un homme attaqué de gale qui se frottait matin et soir les membres et le tronc avec la décoction d'une demi-once de tabac; le second jour il survint des nausées et des besoins d'uriner très fréquens; la quantité des urines excédait de beaucoup celle des boissons. Le malade était poursuivi par un goût de tabac, comme s'il en eût mâché et avalé; des vomissemens se joignirent à ces incommodités, et, pendant ce temps, les urines coulèrent avec la même profusion. On cessa le remède. » (*Bulletin de la Société de la Faculté.*)

Richard Morton dit que « la fumée de tabac rend les poumons flasques, dessèche les viscères, et produit un véritable marasme. » Bonet (*Sepulch., tom.* 2, *lib.* 4, *sect. ultim.*) a démontré, par des ouvertures de cadavres, les ravages causés sur les poumons et le cerveau par le tabac. Morgagni attribue une apoplexie mortelle à l'usage excessif du tabac, auquel le malade était adonné. *Fourcroy* cite aussi plusieurs effets nuisibles du tabac, dans sa traduction de l'ouvrage de Ramazzini. La petite fille d'un marchand de tabac mourut dans des convulsions affreuses, pour avoir couché dans un endroit où on en avait râpé une grande quantité. Un enfant, qui en avala par mégarde, échappa à ses premiers effets, mais mourut quelque temps après de *polypes*, qu'on ne put attribuer qu'à cette méprise. « Le docteur *Hill* a vu mourir de faim une personne qui ne pouvait avaler aucune nourriture à cause d'un polype qui lui bouchait l'estomac, et dont il attribue la formation à la grande quantité de tabac qu'elle prenait. Un soldat ivre avala de la salive imprégnée de tabac : il évacua, s'assoupit, et bientôt, réveillé par de fortes convulsions, il se mit à rire à gorge déployée, poussa des cris, perdit la vue pour quelque temps, et parut atteint de folie. Un jeune homme ayant la petite vérole fut si vivement frappé de l'odeur de tabac, que sa garde râpait à côté de lui, que les boutons rentrèrent sur-le-champ, et qu'il fallut de prompts secours pour les rétablir. »

« Le tabac produisant des secousses, des irritations fréquentes et répétées, a les inconvéniens attachés à ces sortes d'actions : il énerve et affaiblit le tissu, surtout le nerveux, qu'il ébranle ; de là les tremblemens dans les membres, qu'on observe assez constamment chez ceux qui en font abus, la diminution des forces, l'amaigrissement et même la consomption, qu'on voit arriver chez les grands priseurs, et surtout chez les femmes, par la quantité considérable de salive qu'il fait secréter, ce qui épuise et dessèche. Ces habitudes jettent parfois les sujets dans une espèce d'imbécillité. J'ai connu de ces priseurs intrépides qui étaient dans une sorte d'abattement continuel, qui, la bouche béante, et les narines étoupées d'une croûte noire de cette poudre, ne savaient que fouiller sans cesse dans leur tabatière, et conservaient tout juste assez d'instinct pour cette action machinale. »

« *Fourcroy* cite un exemple de cancer au nez, attribué à l'usage du tabac. »

« Les dangers attachés à l'usage du tabac ont été si évidens dès l'origine de l'introduction de cette plante en Europe, que des souverains ont cherché à s'opposer à son emploi. Amurat, empereur des Turcs, le grand-duc de Moscovie, le roi de Perse, en défendirent l'usage à leurs sujets sous peine de la vie, ou d'avoir le nez coupé. Jacques Stuart, roi d'Angleterre, a fait un traité sur les inconvéniens du tabac. Mais les défenses des souverains, celles des médecins, loin d'empêcher la propagation du tabac, n'ont probablement servi, comme toutes les défenses qui s'opposent à nos goûts, qu'à en rendre l'usage plus fréquent, et d'autant plus agréable, qu'il était défendu. » (*Dictionnaire des sciences médicales,* tom. 54, p. 197.)

« Le tabac, considéré sous le rapport de son utilité en médecine, est du nombre de ces végétaux dont les qualités dangereuses à cause de leur trop grande activité, et de leur action en quelque sorte corrosive sur les tissus, doivent en rendre l'emploi fort rare. C'est un poison, s'il est donné à dose forte, et ce n'est qu'en quantité modérée

qu'on peut s'en permettre l'usage à l'inté-
rieur dans quelques cas graves et presque
désespérés, ou dans les cas d'insensibilité
presque absolue des parties. Il produit une
série nombreuse d'accidens, comme nausées, anxiétés, vomissemens, puis coliques
violentes, tranchées, évacuations alvines,
souvent sanguinolentes, parfois une secré-
tion douloureuse des urines, de la diapho-
rèse; il cause en outre des vertiges, de la
céphalalgie, des tremblemens, etc. Enfin
on a vu les convulsions, l'état comateux et
même l'apoplexie succéder à l'emploi in-
tempestif du tabac. » (*Dictionnaire des
sciences médicales,* tome 54, page 197.)

MM. *Brodie, Macartney* et *Orfila* ont ex-
périmenté sur des animaux l'action du tabac. Des chiens, des chats, des lapins, sur
lesquels ils ont essayé ce végétal en substance, en décoction, en gaz, ont également
présenté les traces de son action violente et
inflammatoire; ils ont varié leurs expériences, et des résultats identiques ont eu lieu,
soit que le tabac ait été introduit dans l'estomac, dans le rectum ou sur des surfaces
dénudées, ou inséré dans le tissu cellulaire,

ou injecté dans les veines, ou même appliqué sur la peau excoriée (*Orfila, Tox. gén.,* tome 2, page 246, 1re édition).

« Les accidens arrivés à l'homme par l'administration du tabac ne font que confirmer les expériences précédentes sur cette plante. On trouve dans les éphémérides d'Allemagne, qu'une personne ayant jeté méchamment un petit morceau de tabac dans un vaisseau où cuisaient des pruneaux, tous ceux qui en mangèrent furent surpris, peu après, d'anxiétés, de défaillances et de vomissemens si énormes, qu'ils faillirent tous en périr. *Murray* rapporte l'histoire de trois enfans qui furent pris de vomissemens, de vertiges, de sueurs abondantes, etc., et qui moururent en vingt-quatre heures, au milieu des convulsions, pour avoir eu la tête frottée avec un liniment composé de tabac, dont on s'était servi pour les guérir de la teigne. On sait la mort de notre célèbre poète latin *Santeuil,* qui périt au milieu des vomissemens et de douleurs atroces, pour avoir bu un verre de vin dans lequel'on avait mis, à son insu, du tabac d'Espagne. » Les malfaiteurs se sont souvent servis de ce

poison, si facile à se procurer, pour con-
sommer leurs crimes, en en mêlant, comme
dans le cas de Santeuil, dans du vin, soit
dans d'autres boissons ou aux alimens ; on
ne manque pas de trouver, dans ce cas,
après la mort des individus, l'estomac phlo-
gosé, ainsi que les intestins. » (*Dictionnaire
des sciences médicales,* tome 54, p. 198.)

« Les personnes auxquelles on l'a con-
seillé momentanément finissent par s'y ha-
bituer, sous prétexte qu'elles s'en trouvent
bien ; ce qui est l'occasion de dire que le
remède est pis que le mal. Il eût été plus
avantageux pour les malades de leur pres-
crire tout autre sternutatoire. » (*Dectionn.
des sciences médicales,* tome 54, p. 200.)

« L'action du tabac sur l'estomac est si
marquée, et en même temps si violente,
qu'on ne s'est jamais avisé de le prendre
comme vomitif simple, quelque assuré
qu'on soit d'un pareil effet ; c'est toujours
accidentellement, et contre le vœu du médecin, qu'on obtient ce résultat. » (*Dictionn.
des sciences médicales,* tome 54, p. 201.)

« Les fumigations de tabac tuent, comme
on le dit dans Murray, jusqu'à des gre-

nouilles, animaux qui ont, comme on sait, la vie fort dure. Les vapeurs du tabac sont employées avec efficacité pour détruire les teignes, les vers, les papillons, etc., qui gâtent les étoffes de laine et les vêtemens que l'on conserve d'une saison à l'autre. » (*Dictionnaire des sciences médicales*, t. 54, page 203.)

« Un fait étonnant qui tient à une autre influence encore qu'à l'odorat, c'est l'effet du tabac sur l'économie entière. Il est inouï combien cette substance a de pouvoir sur l'estomac et les principaux organes : à jeûn, il fait vomir ; pris le soir, il accourcit le sommeil. Ceux qui ont l'usage du tabac dorment une ou deux heures de moins que les autres hommes. Mais l'effet le plus marqué du tabac est l'excitation qu'il porte au cerveau. » (*Principes de physiologie médicale*, par Isid. Bourdon, de l'Académie royale de Médecine, médecin des dispensaires, première partie, page 211.)

« Les médecins les plus instruits ont toujours cru que, loin de se permettre l'usage du tabac habituellement et follement, comme on le fait, il y a fort peu de circonstances où il puisse convenir, parce qu'en général cette poudre est un sternutatoire actif, fort souvent incommode, dont on devient l'esclave; qui, indépendamment de sa saleté, *fait perdre la mémoire*, agit sur les nerfs du goût, de l'odorat et de la vue, et qui force le nez à une excrétion qui n'est pas naturelle.

« Fumer du tabac est une très mauvaise habitude, en ce qu'elle fatigue le cerveau, et prive l'estomac du suc salivaire qui lui est nécessaire pour la digestion.»(*Nouveau Dictionnaire de santé*, par Macquart, t. 2, p. 562.)

Encore un accident qui prouve l'activité prodigieuse du poison que renferme le tabac. Un ouvrier d'un de nos plus célèbres peintres-décorateurs ayant bu une partie du cidre contenu dans une bouteille, et n'ayant pas, pour le moment, de bouchon à sa disposition, mit sur le gouleau de la bouteille un cornet de tabac. Deux heures après, ayant bu le restant du cidre, il eut des tranchées si violentes, qu'il aurait infailliblement succombé, sans de prompts secours. Le cornet était resté intact. Ce fut

la simple exhalaison du tabac qui s'échappa
à travers le papier, qui avait ainsi empoi-
sonné le cidre.

Voici ce qu'on lit dans le Nouveau Cours
complet d'agriculture théorique et prati-
que, par les membres de la section d'agriculture de l'Institut de France, et autres (1).

« L'huile distillée du tabac est un si puissant émétique, qu'elle excite quelquefois
le vomissement en mettant pendant quelque temps le nez sur la fiole dans laquelle
on la garde. Un petit nombre de gouttes
de cette huile, injectées dans une plaie,
cause des accidens mortels, comme l'ont
prouvé des expériences faites sur les animaux par *Harderus* et *Redi*. Enfin, cette
huile, prise intérieurement, est un des
plus violens poisons. »

« L'analyse chimique de cette plante,
que l'on doit à l'immortel *Vauquelin*, montre
que le tabac contient une grande quantité
d'albumine, une matière rouge peu con-

---

(1) Les auteurs qui ont concouru à la redaction de
cet ouvrage, sont MM. *Thouin*, *Parmentier*, *Tes-
sier*, *Huzard*, *Silvestre*, *Bosc*, *Chassiron*, *Chaptal*,
Lacroix, *de Perthuis*, *Yvart*, *Decandolle* et *Dutour*

nue qui se boursouffle quand on la chauffe, un principe âcre, volatil, incolore, auquel le tabac doit ses propriétés vénéneuses. Si l'on distille les feuilles de tabac, elles fournissent une huile qui surnage et qui est d'une âcreté et d'une violence telles, qu'une seule goutte, appliquée sur la langue d'un chien, produit des convulsions et une mort prompte. » (*Dictionn. des sciences médicales*, tome 54, page 199.)

Lecteurs impartiaux, si vous avez lu attentivement le récit des ravages que le tabac fait sur l'espèce humaine, vous devez avoir la conviction qu'il est urgent d'y renoncer pour toujours ; les exemples de ses pernicieux effets sont fréquens, les preuves claires, irréfragables, positives !

Notre devoir n'est cependant pas terminé ; nous devons appeler votre attention sur les substances qui, d'après l'opinion d'hommes compétens, sont les plus propres à lui être substituées, et à former une poudre salutaire.

ANTI-TABAC,

Ou Choix de ce que le règne végétal offre de plus céphalique et de plus convenable aux organes digestifs, lesquels sont très influencés par l'usage de priser ou de fumer.

1° *Baies de genièvre*. MM. les rédacteurs du Dictionnaire des sciences médicales déclarent qu'elles sont *excitantes, toniques* et *diurétiques;* bonnes contre la *cachexie scorbutique*, l'hydropisie, les fièvres intermittentes rebelles; qu'elles entrent dans les épithèmes carminatifs, fortifians; qu'elles forment un excellent gargarisme qui fortifie les gencives et remédie au déchaussement des dents produit par le scorbut; enfin, qu'elles aident à la digestion et chassent les vents.

Le Dictionnaire des drogues simples dit qu'elles sont céphaliques, propres pour fortifier les nerfs, l'estomac, le cœur; pour aider à la digestion, pour résister au venin, pour la toux invétérée, pour la colique venteuse, pour la douleur néphrétique, et qu'elles sont incisives, apéritives, résolutives.

M. le docteur Macquart, auteur du Dictionnaire de santé, ancien médecin de la marine, membre des sociétés de médecine, d'histoire naturelle, etc., dit, t. 1er, p. 497, « que les Allemands s'en servent dans leur cuisine comme d'assaisonnemens, surtout pour la préparation des *choux-krauts*, auxquels elles confèrent véritablement un degré de salubrité. »

En Laponie on les prend en infusion, comme le thé; dans quelques endroits de la France le peuple en prépare une boisson qu'on appelle *genevrette*.

2° *Romarin*. Il exerce sur le cerveau et le système nerveux une influence fortifiante marquée. Il mérite le titre de *nervin* et de *céphalique*, que les savans lui donnent. On lui a même souvent attribué la propriété de fortifier la mémoire, la vue, et les sens en général.

3° *Sauge*. Les anciens avaient une grande opinion de ses vertus; elle fut appelée *herba sacra*. On l'a même regardée comme une espèce de panacée universelle. Elle exhale une odeur forte, pénétrante; elle est d'une saveur chaude et piquante. Dans quelques

.pays on fume les feuilles de la sauge comme celles du tabac.

4º *Rose*. Il n'est aucun des arts qui ont pour but de flatter les sens, qui n'aient recours à la rose. C'est la reine de nos parterres et un des plus beaux chefs-d'œuvre de la nature. Elle a des propriétés médicinales en harmonie avec sa rare beauté : elle atténue et délaie la pituite du cerveau.

5º *Muguet*. Cette fleur contient beaucoup de sel volatil. Elle est propre pour fortifier le cerveau et exciter l'éternument.

6º *Iris*. La racine de cette plante a une odeur de violette douce et agréable, d'un goût un peu piquant. Elle est incisive, atténuante, pénétrante; elle excite le crachat; elle aide à la respiration ; elle résiste au venin; elle donne bonne bouche.

7º *Marjolaine*. Ses feuilles sont odorantes, vulnéraires, nervales, céphaliques , carminatives, etc.

8º *Thym*. Ce petit arbrisseau a une odeur forte et aromatique bien agréable; il est incisif, apéritif, raréfiant; il fortifie le cerveau; il atténue la pituite.

9° *Lavande.* Toute sa plante, et princi-
-palement sa fleur, rend une odeur forte,
aromatique, agréable, qui embaume les
lieux où on la met: elle est propre pour fortifier le cerveau et les nerfs.

Après avoir donné une idée succinte des
végétaux précieux dont les propriétés sont
reconnues par tous les naturalistes, et en
particulier par les rédacteurs du Dictionnaire des sciences médicales, il ne nous
reste plus qu'à indiquer de quelle manière
on peut les confectionner en une poudre
propre à être *prisée* et *fumée*:

Les baies de genièvre doivent être choi-
sies nouvellement sèches, grosses, bien
nourries, d'une odeur forte et aromatique.
On prend un demi-kilogramme de ces
baies, on les met dans un tambour ou
brûle café; on y ajoute une poignée de romarin et de lavande coupée en menus
morceaux; on ferme le tambour; on le met
sur un bon feu, et on tourne comme si l'on
brûlait du café. On ne doit ouvrir le tambour qu'à la fin de l'opération, c'est-à-dire
au bout de 7 à 8 minutes, afin qu'elles ne
subissent qu'une légère torréfaction. Par

ce moyen elles conserveront toutes leurs
propriétés; il se fait une nouvelle combi-
naison de leurs principes qui tempère et
adoucit leur goût amer et sauvage. On les
ôte du tambour; on les met sur une feuille
de papier, et on les laisse refroidir. Après
quoi, on peut les moudre, après les avoir
triées et en avoir rejeté les herbes brûlées;
on peut se servir d'un petit moulin à café
ou à poivre, mais il conviendrait qu'il fût
uniquement consacré à cet usage.

Quand on a réduit ces baies en poudre,
on prend de tous les autres simples indi-
qués ci dessus, de chacun une poignée, et
de manière que tous réunis, forment la
moitié du poids des baies de genièvre; on
coupe ces simples en menus morceaux et
on les introduit dans le moulin avec un
peu de racine d'iris. On réunit la poudre
qui en résulte à la poudre qu'on a déjà ob-
tenue des baies de genièvre. On humecte
cette poudre avec quelques gouttes de bon
viaigre, et on la conserve dans une bouteille bien bouchée (1).

____

(1) Ceux qui n'ont pas le temps de préparer eux-
mêmes l'*anti-tabac*, peuvent s'adresser a l'auteur de

Il faut bien se garder de parfumer cette poudre avec la fève de *Tonka,* comme on le fait bien mal-à-propos pour le tabac. Cette fève est dangereuse.

DE LA PIPE ET DE L'HABITUDE DE FUMER.

Des Indes occidentales, les Portugais apportèrent en Europe l'usage de la pipe.

Ce fut sous le règne de Louis XIII que l'on commença à fumer. Ce fut d'abord de longs chalumeaux que *Nicot,* ambassadeur de France en Portugal, avait apporté de Lisbonne. Mais on se procura bientôt après l'*oucha* des orientaux. Les belles pipes devinrent à la mode. Ce fut même un objet d'une grande somptuosité. L'ancien duc des Deux-Ponts rassembla, à grands frais, une collection de pipes qui fut estimée plus

---

cet ouvrage, M. CLAMENT-ZUNTZ, qui leur en cedera de celui qu'il *prise* et *fume* depuis six mois, et dont il a eprouve les effets salutaires. Il ne revient qu'a environ la moitie du prix du tabac de la Regie. Il y a lieu d'esperer qu'il reviendra encore a meilleur marché aussitôt que M. Clament-Zuntz aura fait terminer des machines qu'il fait preparer pour confectionner en grand ce nouveau produit.

L'*anti-tabac* réunit donc, d'une manière eminente, deux avantages: l'*economie* et la *santé*.

de cent mille florins. Le roi de Wurtemberg en avait aussi une de magnifique. On a vu ce souverain recevoir des mains d'un valet la pipe royale que celui-ci avait allumée et tenue à sa bouche. Cet usage, qui ne peut être que pour se donner un air de grandeur, a quelque chose cependant de familier, de dégoûtant, et l'on peut même ajouter de dangereux ; car, on rapporte, et c'est un fait digne de l'attention de tous les fumeurs, qu'un garçon de dix ans s'étant servi d'une pipe qui avait appartenu à un soldat qu'on avait traité pour des ulcères vénériens au nez et au palais, en avait eu bientôt lui-même à la bouche et au fond de la gorge. On se pressa d'administrer les remèdes nécessaires, et cependant l'enfant perdit les os propres du nez et les os du palais. Il devint sourd de l'oreille droite.

C'est, parmi les grands, l'usage en Allemagne de faire allumer sa pipe. Louis, dit le Juste, qui sans doute n'approuvait pas cet usage, ne fuma point. Il se borna à préparer quelques prises avec sa rape d'ivoire. On fuma beaucoup de son temps. Sous son successeur, Jean Bart se présenta à la cour avec sa pipe.

En général, du moins en France, les dames fuient les fumeurs, parce qu'ayant les nerfs plus délicats que les hommes, la fumée caustique du tabac produit sur elles une impression pénible.

Il n'en sera pas de même avec l'*anti-ta-bac*, dont l'odeur douce et aromatique ne peut au contraire que leur être agréable.

L'habitude de fumer s'établit d'abord sans conséquence, et comme le plus innocent passe-temps; bientôt elle devient un plaisir et enfin un besoin. Elle peut tourner quelquefois au profit de la santé en fumant modérément une chose saine, qui réveille doucement nos sens, et donne du ton à nos organes sans les irriter.

Les suffrages de philanthropes éclairés, sans préjugés, sans préventions, me sont un garant que j'ai atteint ce but important, en composant l'*anti-tabac*.

RÉSUMÉ.

De tout ce qui précède il résulte qu'il est évident :

1° Que le tabac est une plante vénéneuse, dont l'usage traîne après lui un grand nombre d'accidens et de maladies ;

2° Qu'il peut être efficacement remplacé par l'*anti-tabac*, uniquement composé de végétaux qui croissent en France presque sans soins, et sans culture, comme les genevriers, et n'occupent pas par conséquent un terrain qui puisse avoir une autre destination, tandis que l'immense territoire consacré à la culture du tabac nous donnera du bon froment, et augmentera nos ressources alimentaires à un point tel que je crois que le pain de quatre livres, première qualité, ne vaudra à Paris que 40 à 45 centimes. Un autre avantage sera l'économie d'une somme énorme de plusieurs millions employés à l'achat des tabacs étrangers ;

3° Que le privilége dont jouit la régie, et qui lui assure la vente exclusive du tabac, n'étant pas en harmonie avec les droits de la nation, garantis par la charte constitutionnelle, on est fondé à espérer que le gouvernement, en supprimant ce privilége, s'empressera de prouver, dans cette circonstance, son respect et son attachement au pacte fondamental, à ce grand et puissant protecteur de tous!

Le gouvernement peut retrouver facilement, sur d'autres objets, le produit du tabac, surtout dans un moment où nos finances sont maniées par des mains pures et habiles. Mais ce n'est point la conviction de pouvoir remplacer le produit du tabac qui le guidera dans le noble et équitable projet de supprimer la régie : il le doit; il le fera! Néanmoins, comme il n'est point au pouvoir du roi ni des ministres de faire que le tabac ne soit pas d'un usage dangereux pour la santé, le peuple refusera, dès à présent, à le *priser* et à le *fumer*. Que cette plante vénéneuse reste désormais circonscrite dans les déserts de l'Amérique, où elle peut tout au plus tromper quelques ignorans et stupides sauvages. Mais nous, Français, nous tous Européens, nous la connaissons; elle doit être pour toujours extirpée de nos belles contrées!

FIN.

PARIS. — IMPRIMERIE DE POUSSIN,

RUE DE LA TABLETTERIE, N° 8.

www.ingramcontent.com/pod-product-compliance
Ingram Content Group UK Ltd.
Pitfield, Milton Keynes, MK11 3LW, UK
UKHW021159140726
13695UKWH00005B/2227